ÉTUDE

SUR

L'HYGIÈNE SCOLAIRE

PAR

MM. CÉSAR BELIN

Docteur en médecine

ET

P. MILLOT

Pharmacien honoraire

PARIS

IMPRIMERIE L. HUGONIS ET Cᵉ, 6, RUE MARTEL.

—

1880

ÉTUDE

SUR

L'HYGIÈNE SCOLAIRE

ÉTUDE

SUR

L'HYGIÈNE SCOLAIRE

PAR

MM. CÉSAR BELIN

Docteur en médecine,

ET

P. MILLOT

Pharmacien honoraire

PARIS

IMPRIMERIE L. HUGONIS ET Ce, 6, RUE MARTEL.

1880

INTRODUCTION

—

L'étude des questions d'hygiène scolaire ayant pris,
dans ces dernières années, une grande importance,
beaucoup d'écoles étant soit en construction, et
d'autres à construire, il serait urgent que les architectes fussent exactement renseignés sur l'état d'un
certain nombre de ces questions d'hygiène générale,
avant le début de leurs travaux.

Malheureusement, et nous ne faisons que citer ici
des auteurs plus autorisés que nous-mêmes (1), si les
hygiénistes n'ont pas la prétention de donner aux
architectes des leçons d'art décoratif, les architectes
consentent rarement à se laisser diriger par

(1) *Revue scientifique*, 18 octobre 1879. --- Javal.

les médecins en matière d'hygiène, et le résultat se traduit par des « Fantaisies architecturales » analogues à l'Hôtel-Dieu de Paris.

Sans doute on pourra dire que les matériaux sont très disséminés, et que nous demandons aux constructeurs un travail long et pénible, et même nous objecter que les médecins hygiénistes sont loin d'être d'accord. Cela est vrai ; mais il est des points fondamentaux en hygiène acquis et démontrés, et malheureusement, dans les écoles même récemment construites, on ne semble pas en avoir tenu suffisamment compte ; on a souvent sacrifié les principes d'hygiène à une question de façade ou d'alignement.

C'est guidé par ces observations, que nous publions ces quelques notes. La plus grande récompense que nous puissions espérer serait d'intéresser quelques personnes à l'étude de cette féconde question de l'hygiène scolaire, en leur persuadant que, dans cette étude, il n'y a point de petit côté, et que les moindres détails ont souvent une importance considérable.

Nous n'avons pas la prétention de faire dans cette brochure un traité d'hygiène spéciale ; mais, en suivant les travaux anciens ou récents, certains points nous ont paru discutables ; d'autres, incomplètement étudiés. Ce que nous publions aujourd'hui n'est que l'ensemble des remarques faites en parcourant ces auteurs.

L'étude de l'air atmosphérique y occupe une grande place, et l'on trouvera à ce sujet quelques expériences d'analyse qui, si elles n'ont pas le mérite de la nouveauté, auront cependant celui d'avoir été faites avec le plus grand soin et dans les conditions qui nous ont paru les plus favorables, pour démontrer les dangers d'une mauvaise aération au point de vue de la santé des enfants.

AIR EXTÉRIEUR

La plupart des auteurs qui se sont occupés de l'hygiène scolaire se sont longuement étendus sur l'importance de la situation et de l'emplacement, mais ils n'ont signalé rien de spécial aux écoles.

A ce point de vue, en effet, on pourrait dire que les conditions de salubrité d'une école, dépendant de son emplacement et de sa situation, ne sont que les conditions ordinaires de salubrité de toute habitation, mais d'autant plus importantes ici que c'est une habitation appelée à contenir un nombre plus ou moins grand d'élèves.

Nous n'avons donc pas l'intention de passer en revue toutes les conditions de terrain et de situation qui sont nécessaires à la bonne construction d'une école. Mais il est un point sur lequel nous devons insister un moment.

« Il faut, dit M. Guillaume, ne pas tolérer près du
« bâtiment l'existence de grands arbres qui inter-
« ceptent la lumière et communiquent à l'édifice

« l'humidité de l'atmosphère. » C'est là une idée exacte mais qui, ainsi exprimée, paraît exclure les arbres du voisinage de l'école ; or nous croyons qu'il y a autre chose à considérer que les dangers de l'humidité.

Qu'un massif de gros arbres situé tout près de la façade d'une école ait les inconvénients signalés, nous n'en doutons pas ; mais pour les éviter il suffit de laisser une distance suffisante entre les arbres et le bâtiment.

D'un autre côté, les arbres nous paraissent avoir une utilité considérable au point de vue de la composition de l'atmosphère.

Sans entrer dans des détails de chimie, on sait toute l'importance des plantes sur la composition de l'air.

On sait que la quantité d'acide carbonique dans l'air varie de 4 à 6 dix-millièmes, que cette quantité augmente dans les lieux habités, qu'elle est plus forte la nuit que le jour, et que cette circonstance doit être attribuée à la végétation. Déjà Priestley, en 1771, avait eu l'idée de mettre de *l'air fixe*, l'air irrespirable par excellence « l'acide carbonique » en contact avec des feuilles de menthe exposées à l'action des rayons solaires, et il avait reconnu par ce procédé si simple que l'air vicié se trouvait régénéré.

D'après cette expérience, Priestley était persuadé qu'il devait exister dans la nature un moyen simple de restituer à l'air sa pureté première, pour lui les

végétaux éclairés par la lumière solaire constitue-
raient cet important agent.

La chimie moderne a vérifié ces résultats et leur
a donné le caractère scientifique qui leur manquait
dans l'expérience de Priestley.

Il est admis à peu près aujourd'hui que, sous
l'influence de la lumière solaire, les parties vertes
des plantes décomposent l'acide carbonique de
l'atmosphère et dégagent de l'oxygène. Tandis que
que pendant la nuit elles laissent au contraire
échapper de l'acide carbonique.

On pourrait presque dire que la vie terrestre est
en entier contenue dans cet ensemble : Production
d'acide carbonique par la destruction des matières
organiques, décomposition de cet acide carbonique
par les végétaux sous l'influence de la lumière solaire.

Par la diffusion des gaz qui s'opère très rapidement par les courants atmosphériques, le mélange
d'oxygène d'azote et d'acide carbonique est très
sensiblement le même toute l'année, cependant par
un temps absolument calme, il est certain que du-
rant la journée la quantité d'oxygène doit être en
proportion plus grande au voisinage des arbres ; or
cela nous paraît très important au point de vue de
l'hématose des enfants, puisque nous verrons plus
loin que ce dont ils auront à souffrir pendant les
classes, ce sera l'accumulation d'acide carbonique et
la diminution de l'oxygène. Ainsi à ce premier
point de vue il nous paraît de toute importance que

les écoles soient à proximité de masses d'arbres ou de végétaux.

Nous croyons qu'il est nécessaire que ces arbres ne soient pas trop rapprochés de façon à ne gêner en rien l'éclairage, à ce que leur ombre portée ne vienne pas empêcher comme un rideau les rayons solaires de pénétrer dans la maison d'école, enfin à ce qu'ils n'occasionnent aucune humidité par leur voisinage.

Mais dès que toutes ces conditions pourront être remplies, il sera de toute nécessité de procurer par les plantations d'arbres l'oxygénation de l'air que doivent respirer les enfants.

L'heureuse influence des arbres ne se borne pas seulement à l'air que nos respirons, il est encore quelques points sur lesquels il nous faut un peu plus spécialement attirer l'attention.

Depuis longtemps on a remarqué que les grandes épidémies s'accompagnaient d'une diminution considérable d'ozone dans l'air atmosphérique, et cette remarque a été le point de départ de traitements ou plutôt d'essais nombreux de traitements au moyen de l'ozone-

C'est en Allemagne surtout que ces expériences ont été faites. Pour ne citer qu'un fait, on emploie actuellement à Vienne (Autriche) l'ozone comme traitement de la diphtérie, et les résultats ont paru tels que les médecins français ont commencé à employer cet agent en thérapeutique.

Qui ne sait combien est fréquente cette terrible

affection chez les jeunes enfants de nos écoles ? Et si l'on tient compte du caractère éminemment contagieux de cette maladie, si l'on remarque combien elle sévit dans les agglomérations d'enfants, on comprendra de quelle importance il serait de pouvoir entretenir en quelque sorte un degré d'ozonisation de l'air.

Or cela peut être facilement obtenu, car on a reconnu que dans les lieux où il y avait beaucoup d'arbres l'ozone se trouvait en plus grande quantité dans l'air.

Il y a donc, à notre point de vue une grande importance à ce qu'une école soit environnée d'arbres à cette condition que les arbres doivent être à une distance des bâtiments, suffisante pour que la lumière et l'air puissent y pénétrer librement ainsi que nous l'avons dit plus haut.

Le choix des arbres ne saurait être indifférent.

Certains arbres, à une époque de l'année, laissent échapper dans l'atmosphère des poussières et des duvets microscopiques. La respiration en souffre et chez un individu déjà prédisposé, l'introduction incessante de ces poussières dans les voies respiratoires peut devenir le point de départ d'affections pulmonaires graves qui sommeillaient, jusqu'à ce que cette cause d'irritation vienne en quelque sorte les faire évoluer à nouveau.

Et cela est vrai non-seulement au point de vue

des élèves, mais encore au point de vue des maîtres qui sont obligés souvent de parler pendant les longues heures des classes et d'ajouter à la fatigue de la parole le danger résultant de la respiration de ces poussières végétales.

Combien d'enfants chétifs atteints déjà de bronchites répétées, ne seraient pas si gravement indisposés sans cette nouvelle cause d'irritation des voies respiratoires.

Ces faits, nous le savons, ont déjà été bien étudiés au point de vue de l'hygiène générale, et même depuis plusieurs années la presse s'est occupée de certains arbres de nos boulevards qui présentent cet inconvénient.

D'antres arbres, au contraire, semblent exercer sur la respiration une influence des plus favorable.

On sait combien de malades vont chaque année respirer l'air des pins et quels heureux résultats ont quelquefois suivi ces moyens de traitement.

Dans les pays où cela serait possible, n'y aurait-il pas quelque utilité à ce que les écoles fussent établies assez près des plantations de pins pour que leurs émanations bienfaisantes puissent pénétrer jusque dans les salles de classe.

Enfin, d'après des travaux récents, l'Eucalyptus jouirait de propriétés encore plus remarquables;

outre l'utilité de ces émanations, au point de vue de l'air respiré, il posséderait la faculté de détruire les miasmes, à ce point que l'on a conseillé de placer les salles de chirurgie des hôpitaux au milieu de jardins contenant des plantations d'Eucalyptus.

AIR INTÉRIEUR

—

L'air intérieur de l'école est sous la dépendance immédiate de l'air extérieur, mais il subit lui-même de nouvelles modifications par le fait de l'agglomération des élèves.

Déjà de nombreux principes d'hygiène ont été formulés, des lois ont été établies, et dans les recherches que nous avons faites il nous a été pénible de constater que ces lois d'hygiène n'étaient nullement appliquées, même dans les écoles récemment bâties.

Nous savons qu'un homme introduit par jour dans ses poumons 10 mètres cubes d'air (10,000 litres). Il en expulse une quantité à peu près égale à celle qu'il inspire, mais cependant un peu moins forte, et l'on peut constater qu'un homme retient 1/40

2

ou 1/50 de l'air inspiré. Cette constatation échappe à un premier examen, et le volume des gaz expirés semble le même que celui des gaz inspirés en raison de la présence de la vapeur d'eau qui occupe un volume considérable. Il faut, en même, temps tenir compte de la modification de température de l'air expiré qui est, comme l'indiquent les expériences de Grehant, non pas à la température du corps, mais à une température moins élevée de deux 1/2 degrés environ, c'est-à-dire à 35°.

Le résultat de cette première modification sera de remplacer l'air d'une salle où respirent un certain nombre d'individus, par un air plus chaud et plus humide.

Cette modification n'est pas la plus importante, il faut tenir compte surtout de la perte de l'oxygène qui a été remplacé par l'acide carbonique.

Dans les 10 mètres cubes d'air inspiré, il y a environ 2 kilogrammes 1/2 d'oxygène, et dans l'air expiré, il n'en resterait plus que 1 kilogramme 750 grammes, c'est-à-dire que 750 grammes d'oxygène ont été retenus par les poumons. Ces 750 grammes représentent environ 530 litres.

Dans l'air inspiré, l'acide carbonique n'est ie présenté que par 4 dix millièmes, tandis que dans l'air expiré pendant 24 heures on en retrouverait 400 litres.

Ainsi, dans l'air expiré, l'acide carbonique a pris presque entièrement la place de l'oxygène qui a été

absorbé. Donc, si l'air ne se renouvelait pas on ar-
riverait rapidement à avoir 1/25 d'acide carbonique
dans l'air. C'est la deuxième conséquence de la
respiration dans une salle close.

Quel est le résultat du remplacement de l'air ambiant par un air plus chaud et plus humide ? Nous
résumons pour répondre à cette question, ce qu'en
dit le Dr Foy dans son traité d'hygiène : « Sous l'influence de l'air *chaud et humide* les fonctions se
troublent, l'appétit devient presque nul, l'estomac
digère lentement et imparfaitement, le pouls est
plus faible, moins vif, moins fréquent, la respiration plus laborieuse, l'hémathose plus lente, l'absorption cutanée plus facile, la sueur plus copieuse ;
les mouvements sont difficiles, suivis promptement
de fatigue et d'accablement.

« L'action prolongée de l'air chaud et humide, finit
par donner à notre économie tous les caractères
fâcheux d'une constitution molle et lymphatique. »
Pour ce qui a trait à l'acide carbonique, tout le
monde sait qu'il est irrespirable, mais mélangé à
l'oxygène ou à l'air atmosphérique, dans quelle proportion peut-il être toléré ? Dans quelles propor-
tions devient-il absolument nuisible ?

Quels effets produit-il sur l'économie.

Dans les expériences de Séguin, l'air contenant
5 centièmes d'acide carbonique, ne produisait
pas instantanément d'effet sensible ; à la proportion
de 1/10, l'expérimentateur éprouva dans la poitrine
un sentiment de picotement et de constriction A la

dose de 1/5 il sentit de l'asphyxie, le pouls s'était élevé de 73 à 137 pulsations.

Dans le même ordre d'idées, Demarquay, constate que si un mélange de 1/5 ou 1/4 d'acide carbonique et de 4/5 ou 3/4 d'air atmosphérique ou d'oxygène, est encore respirable, il ne serait pourtant « pas prudent d'augmenter la dose. » Dans une expérience où il essaya de respirer un mélange de 18 litres d'oxigène et 6 litres d'acide carbonique, il eut grand peine à épuiser le mélange, et n'eût pu aller au delà sans « suffoquer ». Ainsi, à cette proportion du 1/5 ou du 1/4, l'acide carbonique a des effets asphyxiques instantanés, et ces effets se caractérisent par la rougeur de la face, la proéminence des yeux, une sensation de chaleur à l'épigastre et dans la poitrine, le besoin instinctif de respirer et l'accélération des mouvements respiratoires, l'élévation du pouls qui en même temps devient moins fort et moins plein.

Ce sont là des effets toxiques a hautes doses, mais les effets produits par une atmosphère qui en contient des doses faibles ne sont pas moins importants.

En 1782, Lavoisier avait étudié la composition de l'air dans les salles d'hôpital et dans les salles de spectacle. Depuis, de grands travaux ont été faits sur ce sujet tels que ceux de M. Péclet et de M. Félix Leblanc.

Les recherches de Félix Leblanc démontrent que dans une enceinte limitée, l'homme éprouve une sensation prolongée de malaise quand l'air contient 7 à 8 millièmes d'acide carbonique en volume.

Une question intéressante se présente encore ici à résoudre, c'est de savoir si l'acide carbonique se diffuse également dans l'atmosphère de la salle ou bien si en raison de sa densité il s'accumule surtout dans les parties basses.

Les deux opinions ont été également soutenues Jusqu'en 1846 on avait admis que la densité amenait l'acide carbonique dans les parties les plus déclives.

Dans la séance de l'académie des sciences du 13 juillet 1846, M. Lassaigne « recherches sur la composition que présente l'air recucilli à différentes hauteurs dans une salle close ou ont respiré un grand nombre de personnes » vint combattre cette opinion.

Pour lui la loi physique dont on doit surtout tenir compte est celle des mélanges des fluides élastiques entre eux et avec les vapeurs savoir : « que les divers fluides simples ou composés qui sont sans action chimique entre eux, se répandent uniformement dans toute l'étendue d'un espace limité independamment de leur densité relative. » En conséquence il posa les conclusions suivantes :

1° Dans les lieux ou l'air est confiné et a servi pendant un certain temps à la respiration sans être renouvelé, la proportion d'acide carbonique exhalé ne se trouve pas exclusivement dans les régions inférieures.

2º Conformément aux lois de la physique et ainsi que l'expérience le sanctionne, l'acide carbonique se trouve a peu près également répandu dans toute la masse de l'air limité qui a servi à la respiration d'un certain nombre de personnes.

3º Les légères différences remarquées à cet égard tendraient plutôt à faire admettre que la quantité d'acide carbonique est un peu plus élevée dans les régions supérieures.

En face de ces observations nous demandons a placer la narration d'un fait qui a été observé par un de nos collègues qui a bien voulu nous le communiquer.

Dans une chambre d'ouvrier, la cuisine se faisait sur un poële de fonte, qu'on éteignait ensuite. Un jour la famille s'endormit dans ces conditions ; le père s'éveilla au bout de quelques temps et sentant un malaise considérable alla quoiqu'avec peine, ouvrir une fenêtre. Deux enfants étaient couchés l'un sur un matelas par terre ; l'autre, plus jeune dormait sur un lit. L'enfant couché sur le parquet succomba, les autres personnes furent facilement rappelées à la vie.

Ne semblerait-il pas que dans ce cas les gaz délétères fussent surtout accumulés à la partie inférieure ?

Ne pourrait-on pas se demander si dans une salle ou la diffusion du gaz est complète, cela ne tiendrait pas à l'agitation permanente de l'atmosphère de cette salle par les mouvements des personnes qui s'y trouvent ?

Enfin l'agent producteur de l'acide carbonique, et la quantité qui est produite ne seraient-ils pas un facteur à considérer.

Il y a là des questions nullement résolues et sur lesquelles nous nous proposons de faire par la suite d autres recherches.

En résumé, les causes d'insalubrité d'une atmosphère limitée, sont évidemment très nombreuses et très complexes : production d'acide carbonique, d'oxyde de carbone, de carbures d'hydrogène, diminution correspondante de l'oxygène tant par les foyers que par les appareils d'éclairage, et la respiration.

Ajoutons encore l'influence de la transpiration cutanéé et pulmonaire et à la suite apparition de vapeur d'eau et de matières organiques volatiles dont la nature est encore peu connue.

Telles sont les principales causes d'insalubrité, mais en réalité il serait difficile d'indiquer exactement la part qu'il convient d'attribuer à chacune d'elles dans le résultat final qui est de rendre à la longue l'air totalement irrespirable.

Enfin nous devons signaler encore dans cet air la présence de corps que nous désignerons sous le nom de corps *miasmatiques* et de ces organismes inférieurs qui ont été si bien étudiés dans ces dernières années par M. Pasteur ; malgré que leur existence soit admise, leur présence ne peut être démontrée par aucune analyse chimique, même la plus minutieuse. Les examens microscopiques pourraient être tentés, mais, nous ne savons pas que jusqu'ici ils aient donné des résultats suffisants au point de vue qui nous occupe.

Les travaux de M. Leblanc ont prouvé un point important, c'est que, s'il était impossible de se rendre compte par l'analyse la plus exacte de ces éléments *miasmatiques*, il était hors de doute que la proportion d'acide carbonique, contenue dans un espace habité, augmentait avec le degré d'insalubrité de cet espace.

On peut donc espérer se faire une idée assez exacte et prendre mesure pour ainsi dire du degré d'insalubrité d'une atmosphère, en dosant l'acide carbonique qu'elle renferme et en rapprochant la proportion de ce corps des quantités d'oxygène et d'azote qui l'accompagnent.

Voulant donc nous livrer à quelques expériences chimiques sur le sujet qui nous occupe, nous avons limité notre travail à ce point, et nous avons uniquement fait le dosage de l'acide carbonique, de l'oxygène et de l'azote.

Le premier de ces gaz a été dosé, en mettant en usage le procédé très exact de M. Boussingault.

Nous avons donc commencé par établir un aspirateur destiné à déterminer l'appel de l'air à travers la série des tubes que nous allons décrire ; cet aspirateur a été jaugé avec soin, et un thermomètre indiquait exactement sa température intérieure.

L'aspirateur était, bien entendu, préalablement rempli d'eau.

Les tubes que devait traverser l'air étaient ensuite disposés dans l'ordre suivant :

1° Un tube en U, renfermant de la ponce sulfurique, récemment préparée et destinée à absorber entièrement la vapeur d'eau contenue dans l'air qui devait traverser ensuite les tubes suivants ;

2° Un tube de Liebig contenait de la lessive de potasse destinée à absorber l'acide carbonique ;

3° Un autre tube en U suivait ce deuxième et contenait des fragments de potasse caustique récemment fondue ;

Il pouvait se faire, en effet, que l'air qui traversait le tube de Liebig ait entraîné avec lui mécaniquement une certaine quantité d'eau, et en même temps ce tube servait à recueillir les dernières traces d'acide carbonique qui auraient pu échapper au tube de Liebig ;

4° Une autre précaution restait à prendre : c'était celle d'éviter que l'aspirateur à eau qui servait dans l'expérience ne pût envoyer des vapeurs d'eau diffusées. Cette précaution a été prise en séparant la série de tubes que nous venons d'énumérer, et l'aspirateur, par un dernier tube en U contenant de la ponce sulfurique récemment préparée. De cette façon, toute cause d'erreur est considérée comme évitée.

Les parties importantes au point de vue du dosage

de l'acide carbonique étaient donc fournies par le tube de Liebig, contenant de la lessive de potasse, et par le tube en U, contenant de la potasse caustique, récemment fondue.

Ces deux tubes avaient été, dans leur ensemble, pesés au milligramme près avant le commencement de l'expérience ; en les pesant de nouveau après, ils devaient donc donner exactement par différence le poids de l'acide carbonique qu'ils avaient fixé.

Le volume de l'air analysé était connu, puisqu'il représentait exactement le volume d'eau qu'on avait laissé s'écouler de l'aspirateur. La température de cet air était donnée par le thermomètre dont nous avons parlé ; enfin, un baromètre de Fortin donnait la pesanteur.

Il fallait donc, avec ces données, faire les corrections relatives à la température de l'air, à la hauteur du baromètre et à la pression de l'air que retenait finalement l'aspirateur, pression qui est toujours moindre que celle de l'air ambiant.

Le poids de l'acide carbonique fixé permettait de connaître le volume de ce gaz (volume qui devait d'ailleurs être rapporté à la température de $0°$ et à la pression). Ce volume ajouté au volume d'air trouvé précédemment dans l'aspirateur, donnait le volume total des gaz mis en expérience.

Un simple établissement de rapports permettait donc de calculer la quantité d'acide carbonique contenue dans un volume connu de l'air en expérience, et le rapport de ce volume au volume de l'acide carbonique contenu normalement dans l'air.

Il restait à doser l'oxygène car dans le genre d'expériences que nous nous étions proposés il nous fallait à la fois connaître la quantité d'acide carbonique et la quantité d'oxygène.

Pour le dosage de l'oxygène noûs l'avons effectué directement par absorption avec l'acide pyrogallique sur une prise d'air spécial.

L'azote a été dosé par différence. Nos expériences, outre l'air athmosphérique dont la composition est connue avaient encore à notre point de vue besoin d'autres termes de comparaison.

Il nous avait paru utile, en effet, de comparer l'air des écoles où les enfants sont accumulés et les salles mal ventilées, à l'air d'autres lieux d'habitation moins encombrés mais soumis à d'autres causes indéniables d'insalubrité.

Nous avons donc établi nos expériences comparatives entre une salle d'hopital d'enfants et une salle de classe.

AIR D'UNE SALLE D'HOPITAL

—

Cette salle non ventilée, cube 292 mèt. environ
et est occupée par quinze enfants de 3 à 5 ans,
d'un service de chirurgie.

Les portes et les fenêtres restent fermées pendant la nuit, une veilleuse y brûle constamment.

Le matin lorsqu'on pénètre dans la salle l'odeur
ost véritablement repoussante.

L'analyse a porté sur cet air accumulé peudant
une nuit en voici le détail :

Poids des tubes avant l'expérience, 162 gr. 426
    —   après   —   162 gr. 652
Volume de l'air entré dans l'aspira-
   teur après toutes les corrections, 38 lit. 846
Poids de l'acide carbonique fixé, 0 gr. 226

Ce poids toutes corrections faites correspond en volume à environ 147 cent. cubes. Le volume d'air total était donc 38 lit. 846 × 0 lit. 147 = 38 lit. 993 en rapportant cette proposition à un litre ou 1,00 cent. cube on trouve que l'air renfermait en volume.

$$\frac{147 + 1,000}{38,993} = 3 \text{ cent. c. 77 d'acide carbonique}$$

Cette proportion correspond en poids à environ 0,45 pour 100, c'est-à-dire à plus de dix fois la proportion normale.

Le même air, renfermait en volume 20,63 pour 0/0 d'oxygène, de sorte que la composition d'un mètre cube était finalement représentée par

Acide carbonique. . . .   3 lit. 77
Oxygène. . . . . 206 lit. 30
Azote.. . . . . 789 lit. 93

AIR D'UNE SALLE D'ÉCOLE

(XIIe arrondissement)

Cette salle, chauffée et ventilée en hiver par un calorifère systéme Monchy, cube 252 mèt. environ et est occupée par 90 élèves de 6 à 8 ans.

Lorsque les fenêtres restent closes, l'odeur devient iusupportable au bout d'un quart d'heure de séjour des élèves.

C'est dans cette condition que les prises d'air ont été faites, la température intérieure étant 25°. Elles ont donné le résultat suivant :

Acide carbonique en poids, 0,67 p. 0/0. La proportion d'oxigène en volume était tombée à 20,05 p. 0/0. De sorte que la composition d'un mèt. cube de cet air doit se représenter par

Acide Carbonique....	4 lit. 90
Oxygène.	201 lit. 50
Azote..	793 lit. 60
TOTAL. . . .	1000 lit. 00

C'est-à-dire 16 fois plus d'acide carbonique que la proposition normale.

Sans doute ces expériences ne sont pas très comparables, elles nous paraissent cependant porter un enseignement utile.

Personne en effet ne niera l'insalubrité de l'air d'une salle d'hôpital lorsque cette salle a été fermée pendant une nuit entière et la conclusion donnée par l'analyse est que dans cette salle il n'existe après une nuit que 10 fois plus d'acide carbonique que dans l'air ordinaire.

Dans la salle d'école au contraire un quart d'heure suffit pour que la proportion d'acide carbonique s'élève à 16 fois plus que dans l'air normal.

Or, on a pu voir plus haut quand nous avons résumé les opinions des différents auteurs sur l'action toxique de l'acide carbonique, que des accidents immédiats se manifestaient dès que la proportion atteignait 20 fois la quantité normale.

Il est pour nous hors de doute que cette proportion serait vite atteinte dans la salle d'école que nous avons examinée, et nous nous demandons même si cette proposition n'est pas souvent atteinte puisque les professeurs avouent qu'au bout d'un certain temps, ils éprouvent un malaise suffisant pour nécessiter l'ouverture des fenêtres.

Lors même que cette proportion ne serait pas atteinte, il est bien évident que l'on ne respire pas impunément une athmosphère qui contient 16 fois plus d'acide carbonique qu'il ne doit en contenir.

Il y a là des conditions multiples favorisant le défaut de l'hématose qui réagissent sur la santé générale des enfants et des maîtres.

On a fait cependant des tentatives de ventilation, mais elles sont en connexité avec le chanffage, de sorte qu'en hiver seulement elles peuvent amener une amélioration toujours bien inférieure à celle que peut amener en été l'ouverture de fenêtres larges et nombreuses.

Dans l'analyse de l'air d'une salle d'hôpital, nous avons signalé la présence d'une veilleuse brûlant toute la nuit, tandis que nous n'avons pas eu à tenir compte du même élément dans les salles d'école où les cours ont lieu pendant le jour.

Mais les salles d'école servent non-seulement à faire les classes du jour ; elles servent encore le soir aux cours supplémentaires qui sont organisés dans presque toutes les écoles.

Sans doute ces cours sont généralement destinés à des adultes, plus robustes et pouvant mieux résister à la respiration momentanée d'un air vicié, mais il faut bien savoir aussi que ces hommes prennent pour la plupart le temps qu'ils viennent consacrer à l'étude sur le temps de repos dont ils peuvent avoir besoin, et que déjà fatigués par les travaux journaliers, il est de toute utilité qu'ils ne soient pas encore exposés à tous les dangers d'une véritable intoxication.

Et cependant il semble que ces dangers sont encore multipliés pour eux : la classe est encore toute imprégnée des émanations du jour, la lumière vient ajouter sa chaleur et diminuer la quantité d'oxygène, la température à l'époque où les calorifères ventilateurs ne sont pas en fonctions peut empêcher d'ouvrir les fenêtres. L'air doit alors se vicier d'autant plus vite, et la limite de l'air respirable être plutôt atteinte.

Cependant l'existence d'une source de lumière et de chaleur, ne fût-ce qu'une lampe, pourrait être utilisée au point de vue de la ventilation.

Les réflecteurs en forme d'abat-jour qui sont toujours situés au-dessus de ces lumières, sont très bien disposés par leur forme conique à devenir les réceptacles de l'air échauffé par le contact de la flamme, et qui s'élève en vertu de la dilatation que lui a fait subir la chaleur.

Ne pourrait-on pas, dans certains cas, prolonger ce cône formé par l'abat-jour, par un tube aboutissant au dehors et qui constituerait une sorte de cheminée de tirage très faible, il est vrai, mais qui aurait cependant pour effet de conduire au dehors tout ou une grande partie des produits de la combustion.

Sans doute ce n'est là qu'un petit côté, nous croyons toutefois qu'il pourrait avoir son utilité au point de vue des cours du soir qui tendent chaque jour à devenir plus nombreux.

Cette même précaution serait encore utile en ce qu'elle pourrait éviter la diffusion dans l'atmosphère des poussières résultant de toute source de lumière.

Les sources de lumière employées dans les écoles, pas plus que celles employées dans les appartements, ne sont des brûleurs complets, il reste toujours un certain nombre de poussière de charbon très ténue, mais que l'on constate facilement pour peu qu'on place au-dessus de la flamme un corps froid sur lequel elle se dépose.

Il faudrait donc un brûleur complet, mais il serait moins éclairant, car les poussières contenues dans une flamme contribuent pour beaucoup à son pouvoir lumineux.

Bien des essais ont été tentés jusqu'ici, nous n'en connaissons guère qui nous satisfassent pleinement sur ce point qui est loin d'être négligeable.

CONTAGION -- POUSSIÊRE

Nous avons dit au commencement de l'étude chimique qui précède, que l'on pouvait espérer, au moyen de l'acide carbonique, se rendre compte de la qualité des autres produits contenus dans l'air et qui échappent à cet ordre de recherches.

Les plus importants sont les miasmes et les poussières.

On sait jusqu'à quel point sont contagieuses certaines affections des enfants de nos écoles.

Or, outre le contact direct des enfants entre eux, il faut se demander si la salle où un enfant déjà malade aurait vécu et respiré avant d'être forcé de suspendre ses études, ne pourrait pas subir une sorte d'imprégnation et devenir ainsi un foyer de contagion, il faudrait donc prendre à ce sujet la plus grande précaution.

On devrait éviter dans la construction de nos écoles de laisser à nu des pierres poreuses; les murs devraient être revêtus d'un enduit imperméable, verni et facile à laver.

Ces lavages devraient être exécutés périodiquement, le plus souvent possible, et cela surtout aux époques de la semaine où les élèves sont en congé, afin de laisser à la salle le temps nécessaire à l'évaporation de l'humidité inséparable des lavages.

Une autre question se présente à ce propos, un certain nombre de salles d'école sont pourvues de rideaux, généralement de couleur verte et destinés à mettre l'intérieur de la classe à l'abri des rayons solaires.

Les rideaux malheureusement présentent, au point de vue de l'emmagasinement des miasmes et des poussières une véritable prédisposition. On n'a pas tous les jours l'occasion de les tirer, et lorsqu'on le fait on secoue dans la salle un véritable nuage des poussiéres les plus variées. Ces faits ont été surtout utilisés dans les hôpitaux et principalement à l'étranger. Nous pouvons citer comme exemple l'hôpital Saint-Pierre, de Bruxelles, et les essais tentés dans les hôpitaux à Paris, et notamment dans les services du Dr L. Labbé, à la Pitié.

Pour éviter encore cet inconvénient, nous croyons que les rideaux seraient avantageusement remplacés par des stores extérieurs.

Enfin le point qui doit être le plus surveillé est le plancher; c'est là que s'accumulent toutes les poussières et tous les détritus. C'est pour le plancher surtout qu'il est important de pouvoir faire de grands lavages; or cela est-il possible pour toutes les écoles?

A ce point de vue il existe une grande différence entre les écoles carrelées et les écoles avec des planchers de bois, et nous n'hésitons pas à donner la préférence aux premières.

Les planchers de bois sont poreux, un lavage fréquent est presque impossible sans qu'ils conservent longtemps une humidité nuisible, leurs fentes recueillent des amas de poussière qu'aucun balayage n'est capable de faire disparaître. Enfin, ils ont encore au-dessous d'eux des espaces vides que l'on comble trop fréquemment avec des débris de maçonnerie « au milieu desquels les végétations cryp - « togamiques se développent avec une grande « facilité. Les spores de ces plantes peuvent « parvenir dans les salles et se mélanger avec la « poussière qui s'y trouve. »

Sans doute, avec les carrelages et les dallages on retombe dans d'autres inconvénients. Ces planchers sont froids et peuvent par cela même, dans des périodes d'hiver être nuisibles à la santé par leur contact prolongé avec les pieds des enfants.

Mais cet inconvénient pourrait être facilement évité au moyen de tables convenablement construites et présentant par exemple à leur partie inférieure une sorte de plancher formé de barres de bois isolées et susceptibles d'être fréquemment nettoyées; on éviterait ainsi l'inconvénient de poussières accumulées et du froid.

LUMIÈRE

—

La question de l'éclairage dans les écoles est une des questions les plus intéressantes ; mais, nous devons le dire de suite, une des plus controversées encore aujourd'hui.

Un grand nombre de travaux ont cependant paru sur ce sujet.

Nous devons signaler à cet titre l'article que M. A. Proust a consacré à ce sujet dans son Traité d'hygiène, ainsi que les intéressantes communications faites à la Société de médecine publique et d'hygiène professionnelle, par M. Emile Trélat. Il faut encore y ajouter les travaux de M. Fieuzal sur l'usage des verres colorés en hygiène oculaire.

Plus près de nous encore, un article très étendu du professeur Bouchardat, qui ne fait que relater les différentes opinions déjà émises , et un article à

la fois énergique et scientifique de M. Javal dans la
Revue scientifique du 18 octobre 1879.

L'étude de cette question doit forcément être di-
visée en deux paragraphes, l'un ayant rapport à
l'éclairage pendant le jour, l'autre ayant rapport à
l'éclairage artificiel. C'est, du reste, la méthode
universellement suivie, et nous nous y conforme-
rons.

Disons d'abord que cette étude de l'éclairage doit
avoir pour point de départ l'étude approfondie de
l'adaptation, c'est-à-dire la coïncidence toujours
exacte du sommet du cône des rayons lumineux
ayant traversé le cristallin avec la rétine. L'existence de l'adaptation a été niée longtemps, et ses
conditions n'ont guère pu être précisées que dans
ces derniers temps ; c'est ce qui explique peut-être
comment les questions qui y ont rapport sont encore aussi discutées.

Il est cependant à peu près démontré, et nous
admettons ici, comme vrai, que l'adaptation consiste
dans une modification des courbures du cristallin,
sous l'influence d'un nouveau muscle désigné sous
le nom de muscle ciliaire ou de Brücke ; mais c'est
là un fait d'adaptation qui ne se rapporte qu'aux
distances, et c'est par d'autres organes, tels que
l'iris, les paupières, la rétine, que l'œil peut s'adap-
ter à la vision des différentes lumières d'intensité
variable, et l'on ne peut se défendre d'un étonne-
ment extrême, quand on réfléchit aux différences
que subit l'adaptation « entre la lumière du soleil et
celle de la lune » (Javal). — Ce qu'il faut surtout
éviter, c'est l'éclairage par une lumière trop vive ou

trop faible, c'est-à-dire celles qui forment les limites
de notre faculté d'adaptation, telles que la lumière
solaire directe ; il faudra donc éviter, et c'est là un
fait bien connu, que, dans les écoles où le soleil
arrive de face, il est de toute nécessité de ne point
disposer les tables de façon à ce que l'élève regarde
du côté sud, et le moyen le plus simple est, ainsi
que le recommandent les hygiénistes, de ne point
ouvrir de fenêtres de ce côté.

On pourrait facilement obtenir un éclairage suffisant à la lumière diffuse, en n'ouvrant des fenêtres
que du côté du nord ; mais ici se présente une intéressante question, celle de l'orientation des tables.

Est-il indifférent de disposer les tables de façon
que la lumière arrive de gauche à droite, ou de
droite à gauche?

La lumière peut-elle arriver des deux côtés à la
fois sans inconvénient pour la vue?

La première de ces questions est résolue par tous
les auteurs, c'est ainsi que M. Guillaume dit : « La
lumière devrait toujours arriver aux enfants de
gauche à droite, et jamais en face, ni par derrière,
comme cela se rencontre fréquemment, et que
M. Javal répète : « Lorsque les enfants reçoivent
le jour de haut en bas, et de gauche à droite, c'est
une situation très convenable pour écrire ».

Qu'elle est l'explication de cette préférence? elle
est fort simple, et nous admettons volontiers l'opinion qui l'explique de la façon suivante :

Les enfants écrivent de la main droite, lorsque
la lumière vient du côté droit, l'ombre portée de la

main diminue considérablement l'éclairage, alors les efforts d'accomodation augmenteront et fatiguent la vue.

Si pour l'éclairage convenable d'une salle, il était nécessaire, outre les fenêtres donnant le jour préféré, que nous venons d'envisager, d'ouvrir d'autres fenêtres, devraient-elles être ouvertes de façon à donner la lumière de droite à gauche, ou bien derrière les élèves?

Dans le premier cas on aura un éclairage bilatéral, et quelque discuté que ce mode de distribution de lumière puisse être, nous croyons cependant qu'il doit encore être préféré à l'éclairage par derrière que M. Javal semble cependant admettre « à la rigueur » dans ce mode bilatéral; en effet, l'ombre portée de la main est très minime, tandis que s'il existe des ouvertures donnant la lumière derrière les élèves, ce n'est plus l'ombre portée de la main qui diminuera l'éclairage, mais l'ombe portée du corps en entier.

Le résultat de cette étude est ne,tement exposé par M. Javal, et nous nous rangeons entièrement à son opinion.

« Du moment ou l'éclairage devra être bilatéral, il faut renoncer aux fenêtres vers le Sud, il faut arriver à ce que l'axe de la classe soit au contraire dirigé du Nord au Sud, quitte à tempérer par des rideaux l'éclairage du soir et du matin. Ce système présente de plus l'avantage d'éclairer au mieux le matin et le soir, pendant les courtes journées d'hiver. » Et ce n'est pas là à notre avis un des

des moindres avantages de l'éclairage est et ouest, que l'on aura le maximum de jour aux heures ou la classe commence et finit.

Il nous reste à dire quelques mots de l'éclairage artificiel, mais c'est une question délicate et dont l'étude a tellement varié, que nous croyons des travaux supplémentaires encore nécessaires pour l'élucider.

On entend encore dire chaque jour que la lumière du gaz et surtout celle de la lumière électrique rendent le travail pénible et dangereux pour la vue, et cependant il est admis que la lumière fatigue d'autant plus qu'elle est plus faible ; il y a des contradictions frappantes, et l'on a cherché à les expliquer en incriminant l'influence de rayons chimiques violets et extra violets, en faveur des rayons jaunes, bleus ou verts.

Attaqué violemment par les anciens hygiénistes qui comme Foy, ne craint pas d'affirmer, en 1845, que depuis longtemps les théâtres n'emploient plus le gaz pour les rampes, en raison de sa mauvaise influence sur la vue, il n'a pu trouver grâce devant M. Bouchardat, qui condamne du même coup la lumière électrique, le pétrole, pour n'admettre que l'éclairage bilatéral par deux bougies, ce qui ne laisserait pas d'être difficilement applicable aux écoles.

Mais, plus récemment, M. Javal semble avoir entrepris de réhabiliter les foyers à forte lumière. « Quoiqu'il en soit, dit-il, des théories, le public ne s'est pas plaint jusqu'ici du mauvais effet produit sur la vue par la lumière électrique. » Pour lui les mauvais effets résultent de ce qu'on veut fixer directement ces sources lumineuses. L'expérience la plus concluante qu'il rapporte est celle de la halle de la gare aux marchandises du chemin de fer du Nord. Les premiers jours les employés se plaignirent, puis, au bout de quelques semaines, quand on parla d'enlever les foyers lumineux, ce fut un tolle général.

En réalité, ce qui fait la fatigue du travail du soir, ce n'est pas la trop grande lumière, car nos lampes et nos bougies sont de bien faibles foyers, c'est un travail trop prolongé et la faiblesse de l'éclairage. Que devons-nous en conclure? c'est que la bougie est inapplicable aux écoles, la lampe insuffisante, le gaz préférable, et que la lumière électrique, quant on aura pu tempérer l'éclat brutal donnera les meilleurs résultats, et que nous croyons que M. Javal a bien fait de nous apporter son expérience à ce sujet et de crier avec Goëthre, mourant « Apporter de la lumière encore plus de lumière ! »

INFLUENCE DE L'ÉCLAIRAGE

SUR LA STATION ET LA POSITION DE

L'ÉLÈVE

Nous avons dit quelques mots de l'importance d'une bonne distribution de la lumière, au point de vue des fonctions de l'œil ; mais il nous faut encore signaler ici l'influence indirecte que cela peut avoir sur l'attitude de l'enfant.

La hauteur des tables devrait, d'après un grand nombre de ceux qui se sont occupés de la question être telle que lorsque les élèves sont commodément assis sur le banc, le bord de la table arrive à la hauteur du creux de l'estomac ; dans ce cas le coude et l'avant bras reposent naturellement sur l'inclinaison de la table ; le bras descend librement à côté du tronc et forme avec l'avant bras un angle droit. C'est dans cette position en effet que les mouvements de l'avant bras peuvent s'exécuter en toute liberté, qu'ils exigent le moins d'effort et par conséquent fatiguent le moins.

Cela sans doute est excellent, mais il faut ajouter qu'un bon éclairage est encore nécessaire, sans quoi ces efforts nécessités pour bien voir, amèneront l'élève soit à se courber outre mesure, et à écrire comme on le dit quelquefois le nez sur le papier, soit à imprimer au trône certaines déviations des plus importantes à étudier pour le médecin et pour l'hygiéniste, et bien en rapport du reste avec les idées depuis longtemps émises par les docteurs J. Guérin et Duchesne de Boulogne sur les déviations de la colonne vertébrale, qu'ils attribuent à des prédominances de l'action musculaire dans les muscles d'une des gouttières vertébrales.

Ce que nous disions de la lumière venant de droite à gauche au point de vue des efforts d'accomodation est plus vrai encore au point de vue des attitudes.

Pour éviter l'ombre portée par la main qui écrit, l'enfant a une tendance à prendre une position vicieuse, de façon que le jour vienne frapper directement son papier ; le résultat de cette attitude, journellement répétée, est d'habituer l'enfant à cette position ; les muscles qui servent par leur contraction à le maintenir acquièrent par le fait même de cette contraction permanente et de son action répétée, une prédominance marquée sur les muscles du côté opposé.

A cette époque de la vie, le squelette est encore

incomplètement ossifié, et les leviers osseux subissent facilement une sorte d'adaptation secondaire, en se pliant aux exigences nouvelles et à l'action des muscles ; les positions mauvaises, qui n'étaient d'abord que passagères et qui se rectifiaient dès que l'habitude cessait, deviennent bientôt permanentes, et le temps nécessaire pour les rendre entièrement incurables est si court qu'on ne saurait trop, dans ce cas, encore rester fidèle au vieil adage médical : « *Principiès obita, sero medicina paratur, quum mala per longas invaluere moras.* »

Et que l'on ne dise pas qu'il suffit d'être prévenu pour distinguer le début de la déviation ; la chose est, au contraire, entièrement difficile.

Il existe en médecine une loi absolue, qui veut que chaque fois qu'il s'établit dans un des leviers osseux ou dans une suite de leviers une courbure anormale, il s'accomplisse presque simulanément une autre courbure en sens inverse, que l'on désigne sous le nom de courbure de compensation, et dont le résultat est de masquer non seulement la déviation elle-même, mais aussi de faire disparaître ses résultats, tels que raccourcissement et allongement des membres; et cela est tellement vrai, que tous les médecins connaissent ces cas si graves où un enfant atteint de coxalgie semble, par déviation du bassin, avoir une jambe plus longue que celle du côté opposé, alors qu'en réalité elle est plus courte.

Du reste, nous ne pouvons encore mieux faire

que de laisser ici la parole à M. le docteur Guillaume.
« On ne peut, dit-il, assez appeler l'attention sur
cette affection, qui, à son début, passe inaperçue,
parce que l'enfant, surtout la jeune fille, ne s'en
doute pas d'abord, et que, lorsqu'elle s'en aperçoit,
elle cherche plutôt, par timidité ou par vanité, à la
dissimuler, jusqu'à ce que le mal devenant évident,
les mères y prennent garde ; c'est seulement alors
que le médecin est consulté ; mais il est souvent
trop tard.

SOINS DE PROPRETÉ

Nous avons jusqu'ici considéré comme cause de la variation de la composition de l'air, uniquement les échanges gazeux qui se font dans le poumon, mais il s'en faut de beaucoup que cette cause soit la seule, et en dehors des exhalations *miasmatiques* ou du transport des germes contagieux qui forment une catégorie à part, il faut encore s'occuper de la sécrétion cutanée.

Chez l'individu bien portant la sueur s'arrête dans les couches furfuracées de l'épiderme, et produit une moiteur donnant au toucher cette sensation légèrement humide qu'on éprouve au contact de la peau. Là elle s'échappe à l'état de vapeur et constitue ce qu'on nomme en physiologie l'exhalation cutanée insensible.

Cette sueur qui se répand dans l'atmosphère contient outre de l'eau, dont la vapeur va encore s'ajouter à la quantité de vapeur d'eau fournie par la respiration, des sels tels que chlorure de sodium, des principes gras, ceux-ci peu volatils, et un grand nombre d'acides ; tels que l'acide formique, butyrique, propionique, et même un acide qui lui serait particulier l'acide sudorique. Enfin la présence de l'urée dans la sueur a porté à considérer la peau comme une sorte d'émontoire comparable au rein, et pouvant le suppléer dans certains cas.

Il ne viendrait certainement à l'idée de personne qu'une salle exposée à des émanations urineuses pût contenir une atmosphère respirable et l'on ne songe pas aux inconvénients que pourrait présenter l'évaporation de la sueur chez des individus dont le corps n'est pas généralement soumis (nous parlons ici surtout des campagnes) à aucun des soins hygiéniques les plus vulgaires.

Nous n'avons parlé en effet jusqu'ici que la sueur chez l'homme sain habitué aux soins hygiéniques de propreté, en un mot prenant régulièrement des bains ou des lotions générales. Mais il faut songer que la population qui compose les petites écoles pour lesquelles nous écrivons surtout ces lignes est une population ou pauvre ou campagnarde.

Chez les parents il ne faut pas songer à une dépense aussi grande que celle d'un bain chaud dans les villes, et quand à la campagne nous n'avons pas besoin d'insister la plupart des villages n'ayant pas d'établissements de bains, et les paysans ayant généralements l'habitude de négliger ce détail de l'existence.

Il en résulte que l'évaporation cutanée devient nuisible non seulement par les principes immédiats qu'elle renferme normalement, ainsi que nous venons de le dire, mais parce qu'elle entraine aussi avec elle toutes les impuretés qui se sont accumulées à la surface du corps quelquefois depuis la naissance.

Elle revêt alors ce caractère spécial et cette odeur nauséabonde que l'on a pu sentir en pénétrant dans les agglomérations d'individus malpropres, et l'on peut facilement se convaincre que cela existe dans beaucoup de nos écoles.

Il faut avouer que dans nos écoles rien encore n'a été fait pour y remédier ; nous avons vu, dans certains cas, les maîtres d'école passer avant chaque classe la revue des mains, vérifier chaque matin si les enfants avaient la figure lavée, c'est là une pratique louable, mais bien insuffisante il nous semble ; il faudrait. de toute nécessité, que l'on pût établir pour les enfents des bains ou des lavages obligatoires.

Ce point, qui n'a pas encore été étudié au point de vue scolaire, a donné lieu à des études sérieuses dans l'armée. Il s'agissait de trouver un moyen simple, pratique, et en même temps peu coûteux, qui permît en une journée de laver un nombre d'hommes assez considérable.

Il ne fallait pas certainement songer à un véritable établissement de bains, et l'on a cherché à tourner la difficulté en remplaçant les bains par des ablutions.

Parmi ces moyens, nous en citerons un que nous avons vu fonctionner et qui a coûté peu d'argent, sans prendre beaucoup d'espace et en permettant de baigner 500 hommes en une demi-journée. Cet appareil, organisé par un médecin militaire avec des ressources excessivement modiques, sert en ce moment à tout un régiment.

Un fourneau à eau comme celui des bains distribue de l'eau à vingt-cinq robinets situés à peu près à hauteur d'homme et d'un assez faible débit.

Chaque homme vient se placer debout dans un baquet situé au-dessous et dans l'espace de quelques minutes a pu se livrer à une irrigation générale d'eau à 30 degrés environ de températule.

Lorsqu'on a pénétré après une journée d'études dans une salle occupée par 50 élèves et qu'on a pu constater l'odeur absolument nauséabonde qui vous saisit à l'entrée, on se demande si l'on ne devrait pas organiser dans les écoles un système de lavages d'une façon quelconque, mais permettant à périodes fixes et assez rapprochées d'exiger d'un enfant des soins de propreté qui sont utiles, non-seulement à lui-même, mais aussi à l'ensemble des enfants.

Ces soins de propreté sont réglementés dans les grands internats, une seule chose cependant est à remarquer, c'est qu'ils y sont trop peu fréquents, mais dans les écoles on compte sur les soins des parents ; or, c'est là une grande illusion lorsqu'il s'agit des habitants des campagnes et des pauvres des villes.

Le remède doit pouvoir être facilement appliqué, et nous signalons énergiquement ce point à l'attention du public.